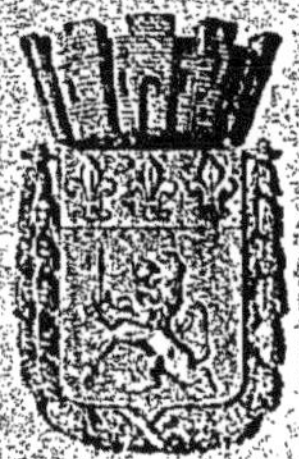

DE L'ASTIGMATISME

CONSÉCUTIF

AUX LÉSIONS DE LA CORNÉE

S'améliore-t-il ? Guérit-il ?

PAR

le Dr A. JOLY

Médecin stagiaire au Val de Grâce

EDITEURS

A. STORCK | G. MASSON
LYON | PARIS

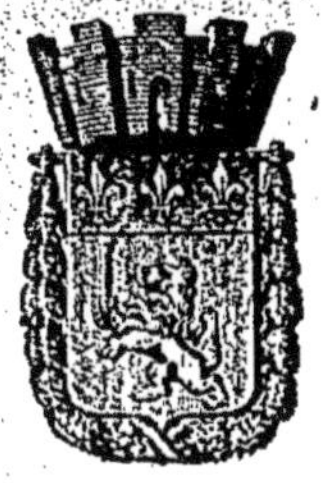

DE L'ASTIGMATISME

CONSÉCUTIF

AUX LÉSIONS DE LA CORNÉE

S'améliore-t-il ? Guérit-il ?

PAR

le Dr A. JOLY

Médecin stagiaire au Val de Grâce

ÉDITEURS

A. STORCK | G. MASSON
LYON | PARIS

INTRODUCTION

L'étude que nous faisons de l'astigmatisme au point de vue du pronostic, n'est pas sans présenter de sérieuses difficultés.

Il aurait fallu, pour que le travail fût absolument complet, pouvoir disposer de beaucoup plus de temps que nous n'en avons eu, et bien que nous travaillions sans relâche à ce sujet, depuis plus d'une année, il faudrait encore des mois et des mois pour que nous puissions nous flatter d'avoir fait un travail complet.

En effet, la réparation des plaies de la cornée, est en général, chose fort longue. Il faut de longs mois pour voir disparaître les opacités blanchâtres de la kératite phlycténulaire. Or, les malades de nos hôpitaux n'ont qu'un désir, c'est d'en partir — cela est très légitime d'ailleurs, mais n'en est pas moins fort ennuyeux d'autre part pour le clinicien — le plus tôt possible. C'est donc à peine si dans les salles du service de M. le professeur Gayet, nous avons pu suivre certains malades plus d'un mois ou deux; combien sont partis au bout de quinze jours, alors que nous commencions à peine à prendre

A. JOLY. 1

leur observation ! Il a fallu prendre dix observations pour en avoir une qui pût nous être efficacement utile.

Il y a bien la consultation gratuite, à laquelle se pressent tous les matins une foule de malheureux ; là, le choix est plus varié.

Les malades reviennent bien quelquefois quand on les prie de revenir, mais combien ne remettent plus les pieds à la consultation dès qu'on leur a instillé quelques gouttes d'atropine dans l'œil, et qu'ils n'attendent plus leur guérison que de l'effet du temps !

Et puis, ces indigents de la consultation gratuite, ont besoin de travailler ; ils ne veulent pas perdre leur temps à revenir tous les huit ou quinze jours, passer une ou deux heures à l'hôpital pour se prêter à un examen ; ce serait pour eux la perte d'une matinée. Combien de ces malades m'avaient promis de revenir, que je n'ai plus revus par la suite !

De plus, il faut compter avec le manque d'intelligence de certains d'entre eux ou avec l'inattention des enfants, qui se prêtent difficilement à des examens aussi délicats que ceux que nous avons à pratiquer, et pour lesquels il ne faut pas commettre une erreur de plus d'un quart de dioptrie.

Il faudrait, en outre, pour avoir des observations absolument rigoureuses, pouvoir suivre ses malades pendant un, deux ans, quelquefois même pendant plusieurs années, et en faisant des examens tous les quinze jours ou tous les mois.

Mais là ne se bornent pas encore les difficultés ; d'autres

surgissent qui causent beaucoup de peine au clinicien et qu'il faut cependant essayer d'aplanir.

Nous voulons parler, par exemple, de l'impossibilité absolue de mesurer l'astigmatisme, dans certaines maladies de la cornée, le malade ne pouvant absolument pas supporter la lumière et étant atteint d'un blépharospasme qui ne lui permet pas d'ouvrir l'œil un seul instant. (Avec le blépharostat, la pression de l'instrument peut déterminer directement ou indirectement, un astigmatisme artificiel ; d'où nouvelle cause d'erreur).

Enfin, dans beaucoup de kératites, il y a un larmoiement perpétuel, prononcé surtout quand on examine le malade. Or ces larmes sont un facteur dont il faut tenir compte, car elles sont la cause de troubles dans la réfringence de l'œil, et elles sont la source d'erreurs dans les mensurations ; pour mesurer l'astigmatisme, il faut saisir le moment où la cornée du malade n'est plus baignée par des flots de larmes.

Donc le larmoiement et la photophobie sont deux difficultés réelles pour l'évaluation exacte de l'astigmatisme, et comme ces deux causes d'erreurs se montrent surtout dans les kératites phlycténulaires et que ces dernières sont précisément celles qui nous occupent le plus, on voit quelles sont les difficultés nombreuses qui peuvent se présenter à l'observateur : « La kératite phlycténulaire (1) est de toutes les inflammations de la cornée, celle où l'impression lumineuse est le plus difficilement supportée. De là, un blépharospasme ou contracture des paupières intense, qui ne permet que très difficilement d'entr'ouvrir

(1) Kirmisson, *Manuel de Path. ext.*, p. 201.

la fente palpébrale. » Et plus loin (p. 202) « cette photophobie intense rend très difficile, quelquefois même tout à fait impossible, l'examen de la cornée. »

Autre difficulté : comment pouvons-nous affirmer que tel astigmatisme que nous mesurons à propos d'une lésion de la cornée, n'existait pas auparavant. Il nous aurait fallu chercher d'abord à l'astigmomètre, et avant que la lésion cornéenne ne se soit déclarée, si l'œil considéré ne présentait pas déjà un certain degré d'astigmatisme — et cela est très fréquent, comme on le sait. — Or, il faut avouer que nous nous heurtons là à une chose qu'il est impossible de réaliser en clinique.

Peut-on affirmer dès lors, que tel astigmatisme que l'on constate, n'existait pas, en partie du moins, antérieurement. De même, quand trois, quatre mois, un an après, nous constatons une amélioration de l'astigmatisme, qui se traduit par deux, trois ou quatre dioptries au moins, qui nous dit qu'au lieu d'une simple amélioration, nous n'avons pas obtenu une guérison complète ? De ce que nous ne trouvons plus, par exemple, qu'un astigmatisme de une dioptrie, nous disons seulement — et pour ne pas trop nous avancer — *amélioration*; mais avant sa kératite, le malade avait peut-être déjà une dioptrie d'astigmatisme. Or, ce pouvait être là un astigmatisme essentiel, qui ne gênait nullement le malade, et avec lequel il vivait depuis sa naissance : par conséquent, le malade n'est pas seulement *amélioré*, on peut dire que dans ce cas, même avec une dioptrie d'astigmatisme, le malade est absolument *guéri*; et de ce fait, il y a probablement plus de guérisons qu'on ne pense.

Enfin, entre deux examens faits à six mois d'intervalle,

combien de causes étrangères à la kératite — certaines maladies infectieuses, etc., etc. — peuvent se présenter, qui engendreront quelquefois de l'astigmatisme dans un œil déjà astigmate, ou qui pourront modifier cet astigmatisme ? C'est là encore une autre source d'erreurs.

On pourrait, malheureusement d'ailleurs, multiplier ces diverses causes, qui ne nous ont pas permis peut-être d'être aussi rigoureux que nous l'aurions désiré. Nous avons tenu compte dans nos mensurations de toutes ces difficultés qui se sont présentées à nous; nous avons fait tous nos efforts pour que nos observations se rapprochassent le plus possible de toute la rigueur qu'exige la science, et, sans nous laisser arrêter par tous les obstacles que nous avons pu rencontrer sur notre chemin, nous avons pensé que cette contribution à l'étude de l'astigmatisme; — qui nous permet de tirer quelques conclusions nettes, — ne serait pas un travail inutile.

Il y aurait encore beaucoup à faire pour éclaircir complètement la question que nous étudions. Ce desideratum serait satisfait si l'on continuait à prendre de très nombreuses observations suivant la méthode que nous indiquons dans notre travail, et surtout si on peut disposer de beaucoup de temps; car des observations telles que celles que nous avons prises devraient être recueillies, non seulement pendant six, huit et dix mois, mais pendant plusieurs années, afin qu'elles puissent comporter toute la rigueur désirable.

Avant de terminer cette introduction, je prie M. le professeur Gayet, qui nous a donné l'idée de ce travail et qui a bien voulu accepter la présidence de notre thèse, de recevoir nos bien sincères remerciements.

Je remercie également MM. les docteurs Meurer, chef des Travaux d'anatomie pathologique, et Coronat, pour les conseils qu'ils nous ont donnés avec tant d'amabilité, pendant toute la durée de notre séjour dans le laboratoire d'ophthalmologie.

Je remercie enfin M. le D' Collet, élève à l'Ecole du service de santé militaire, qui a souvent collaboré à nos travaux avec beaucoup de complaisance, et a bien voulu recueillir pour le sujet qui nous occupe, un certain nombre d'observations.

CHAPITRE PREMIER

Historique

Avant d'aborder le point particulier que nous allons étudier, il serait peut-être bon de résumer très succinctement l'historique de l'astigmatisme en général, pour bien faire voir les différentes étapes suivies dans l'étude de cette anomalie de la réfraction et pour mettre au point la question particulière que nous nous sommes posée au début de ce travail, à savoir « de l'astigmatisme consécutif aux lésions de la cornée; s'améliore-t-il guérit-il? »

Nous empruntons la plupart de nos renseignements à la thèse de M. A. Imbert (Lyon 1889). Selon nous, on peut diviser l'histoire de l'astigmatisme en trois périodes :

La première qui s'étend de 1800 à 1818

La deuxième   »   1818 à 1853

La troisième qui commence en 1853.

La première commence avec Yung 1800.

La plus ancienne observation d'astigmatisme oculaire,

en effet, est due au Dr Yung 1800, qui était affecté d'astigmatisme.

L'anomalie connue, on chercha naturellement à corriger cette anomalie de la réfraction et de 1800 à 1810 on employait déjà les verres cylindriques.

Je cite seulement le nom de Gerson qui s'occupa également d'astigmatisme et j'ai hâte d'arriver à la période vraiment scientifique de l'astigmatisme qui commence en en 1818.

Il nous faut ensuite attendre, en effet, jusqu'à cette époque pour trouver les premières observations d'astigmatisme. Cassas 1818, Airy 1827, avaient même corrigé cette anomalie de réfraction que présentaient leurs propres yeux, au moyen de verres cylindriques.

Sturm (*Mémoire sur la théorie de la vision 1855*) pense ~ qu'un léger défaut de sphéricité et de symétrie de la cornée et du cristallin est l'état ordinaire et normal et que cette irrégularité ne devient une imperfection de l'œil qu'en dépassant de justes limites. »

Hamilton en 1847 décrit un cas d'astigmatisme.

Goode (1848) donne cinq observations.

Gaulier (1852) publie d'autres observations d'astigmatisme que l'auteur avait pu corriger avec des verres cylindriques.

Pendant cette deuxième période qui va de 1818 à 1852, les différents auteurs que nous venons de citer sont des observateurs sans doute, mais ils observent comme ils peuvent, c'est-à-dire sans beaucoup de rigueur ; ils constatent les différences dans les rayons de courbure de la cornée, mais d'une façon absolument approximative.

Il faut arriver à la troisième période qui commence en

1852, pour constater les progrès considérables faits dans l'étude de l'astigmatisme grâce à l'ophtalmomètre d'Helmholtz. Cet instrument permettrait, en effet, de déterminer le siège de l'astigmatisme en fournissant un procédé d'une grande exactitude pour arriver à la mesure des rayons de courbure de la cornée.

Knapp en 1859 et en 1862 fit de nombreuses mesures au sujet des différences de rayon de courbure de la cornée. Grâce à ses travaux, il put réfuter les idées de Chossat et de Krause qui disaient que la cornée étant un ellipsoïde de révolution ne paraît pas présenter d'asymétrie de courbure; il put confirmer les travaux de Senff (1846) qui avait trouvé des différences de courbure appréciables; il put infirmer ceux de Goode qui avouait n'avoir pu observer une déformation des images réfléchies par la cornée. Donders en 1852 fit paraître son livre « *Astigmatisme und cylindrische Glaser.* » La forme généralement irrégulière de la cornée — courbure du méridien horizontal plus faible que celle du méridien vertical — était dès lors un fait acquis. Dès ce moment, le traitement de l'astigmatisme était entré dans la pratique courante.

Je mentionne seulement, parce qu'ils sont connus de tous, les travaux de M. Javal, parus dans les *annales d'oculistique* en 1865 et qui contiennent la description de l'astigmomètre binoculaire, et ceux de MM. Javal et Schiœtz relatifs à l'ophthalmomètre pratique.

Pendant cette troisième période, qui se continue actuellement, les auteurs ont bien étudié l'astigmatisme cristallinien, l'astigmatisme cornéen, l'influence réciproque de ces deux astigmatismes l'un sur l'autre, les différentes sortes d'astigmatisme régulier ou irrégulier,

maïs on n'a que peu ou pas étudié l'astigmatisme qui est
le corollaire si fréquent des plaies, si fréquentes également, de la cornée. C'est pour combler cette lacune que
nous avons entrepris sur les conseils de notre maître,
M. le professeur Gayet, cette étude si intéressante,
surtout du point de vue du pronostic, de l'astigmatisme
consécutif aux lésions de la cornée.

CHAPITRE II

Etiologie

Quelles sont les différentes causes pouvant engendrer l'astigmatisme cornéen? Tel est l'objet de ce chapitre, et ce travail ne sera pas inutile, croyons-nous, attendu que dans toute la littérature médicale, nous n'avons pas trouvé jusqu'ici une étiologie bien faite de l'astigmatisme.

Nous diviserons cette étude des causes de l'astigmatisme en deux grandes classes :

A. *Astigmatisme sans lésions de la cornée*

B. *Astigmatisme engendré par une lésion cornéenne.*

A. — Dans bien des cas, nous avons pu constater un astigmatisme considérable de la cornée sans lésion appréciable de la cornée elle-même. Mais ici, il faut encore distinguer deux cas :

Premier cas. — Il y a une lésion des parties voisines de la cornée (conjonctive, maladies du sourcil), cause indirecte de l'astigmatisme cornéen.

Deuxième cas. — Il n'y a pas de lésions de parties voisines de la cornée. Et dans ce cas, deux subdivisions :

a) astigmatisme cornéen produit par un astigmatisme cristallinien (nous reviendrons sur ce point un peu plus loin).

b), astigmatisme essentiel de la cornée, tenant à une différence dans les méridiens de courbure de cette membrane, et tenant à ce que la cornée appartiendrait, pour certains auteurs, non pas à une sphère, mais à un ellipsoïde de révolution (1).

Cet astigmatisme essentiel de la cornée, se rencontre chez bien des gens ; tant qu'il ne dépasse pas un certain degré, variable avec les individus, il peut n'entraîner aucune gêne fonctionnelle, ainsi que des troubles insignifiants de la vision.

Cet astigmatisme essentiel, comme on l'appelle, ne se retrouve pas chez tout le monde ; nous avons pu observer des cornées absolument indemnes de tout astigmatisme. De plus, pourrions-nous ajouter, on s'est trop pressé de qualifier d'essentiel, un astigmatisme, dont on n'aperçoit pas tout d'abord la cause ; mais celle-ci peut être trouvée,

____

(1) Cette opinion admise depuis Helmholtz, semble n'être plus rigoureuse depuis les récents travaux de Schültze, qui enseigne que la forme de la cornée échappe à toute forme géométrique connue.

après un examen attentif, soit dans le cristallin, soit ailleurs.

B. — L'astigmatisme régulier ou irrégulier peut s'observer dans la plupart des lésions de la cornée. Ce sont ces lésions qui nous occupent; c'est l'astigmatisme qu'elles engendrent que nous avons spécialement étudié, et qui fait le sujet de notre travail.

Pour étudier l'étiologie de l'astigmatisme cornéen, et afin de n'avoir pas à faire une simple et aride énumération des différentes maladies de l'œil entraînant ce vice de réfraction, nous allons donner le résumé de quelques observations avec les mensurations qui, pour la plupart, ont été prises par nous avec l'ophtalmomètre de MM. Javal et Schiœtz. On verra, en même temps que les différentes maladies qui peuvent entraîner de l'astigmatisme, le degré d'astigmatisme qu'elles comportent en général.

OBSERVATION I. — *Inflammation chronique des paupières*

Jenny, 19 ans. Astigmatisme hypermétropique.

OD V = 1   As = O
OG V = 1/3 As. irrég = 1 dioptrie
Hyp. OD. G.   +0,5 dioptrie

On prescrit :

OG +1cyl. convexe.   V = 1
OD   Rien

Dans ce cas, pas de lésion de la cornée ; seulement l'inflammation des paupières produit de la photophobie et de la contraction des paupières ; celles-ci pressent sur la cornée, la déforment. C'est ainsi que se produirait peut-être l'astigmatisme. De plus, il faut tenir compte de l'influence des larmes.

OBSERVATION II. — *Blépharite glandulo-ciliaire*

X... a eu la petite vérole et d'autres maladies indéterminées. Actuellement, symptômes de la blépharite glandulociliaire. Eprouve actuellement de la difficulté dans la lecture, et voit les lettres déformées.

OD = 3 dioptries   V = 1/3
OG = 4 dioptries   V normale

OBSERVATION III. — *Myopie*

Frère ..., 20 ans. Pas de lésions cornéennes. Troubles divers de la vision.

OD = 4 dioptries   V = 1/4
OG = 4 dioptries   V = 2/3

OBSERVATION IV. — *Conjonctivite. Chalazion double*

OD = 2 dioptries   V = 1/6
OG = 3 dioptries   V = 1/4

OBSERVATION V. — *Kératites anciennes*

M... Marie, 31 ans, couturière. Astigmatisme irrégulier
consécutif à des kératites anciennes.

A l'âge de six ans, la malade avait eu des taches sur les
deux yeux. Pendant une grossesse, il y a quatre ans, les
taches réapparurent sur les deux yeux, surtout sur l'œil
gauche. La malade se soigne avec une pommade? et des
dépuratifs, mais pas d'effets.

Actuellement sur les deux cornées, taches blanchâtres.

$$OD = 1,5 \text{ dioptries}$$
$$OG = 0 \text{ dioptries}$$

OBSERVATION VI. — *Leucôme*

X.., présente sur OG une légère tache leucômateuse. On
observe un astigmatisme irrégulier, énorme.

OBSERVATION VII. — *Albugos*

Roland R..., 11 ans. A déjà eu mal aux yeux il y a un an.
Actuellement, le malade voit comme à travers un brouillard
par l'OG. Sur la cornée, en outre, on observe deux points
blancs entourés d'une gaine lactescente d'un millimètre de
diamètre.

On constate sur la cornée de l'OG un astigmatisme très
irrégulier et non mesurable.

OBSERVATION VIII. — *Rougeole*

Enfant 10 ans. Astigmatisme irrégulier consécutif à la rougeole.

OBSERVATION IX. — *Blépharite et conjonctivite*

X..., couturière, 20 ans. Se plaint d'un larmoiement continuel. Tous les symptômes de la blépharite et de la conjonctivite.

OD = astigmatisme irrégulier de 3 dioptries   V = 1/3
OG = 0 dioptries   V = 1

Correction   OD = 1,5 cyl concave avec axe horizontal
         OG = Rien

OBSERVATION X. — *Kératites phlycténulaires datant de l'enfance. Scrofulose rebelle*

N... Antoine, 12 ans. Le malade accuse tous les signes de la scrofule. A eu dans l'enfance des kératites phlycténulaires; il souffre des deux yeux depuis l'âge de dix-huit mois. On constate actuellement sur la cornée et en face de la pupille une tache blanchâtre.

As = 3 dioptries O. D. et strabisme interne hyperopique de cet œil.

Correction + 1°,25 cyl. concave, axe horizontal

OBSERVATION XI. — *Anciennes kératites de nature indéterminées, les malades se rappellent seulement avoir eu une lésion de la cornée, sans pouvoir donner d'autres renseignements.*

Nous avons pu constater souvent dans ces cas, de l'astigmatisme irrégulier non mesurable.

OBSERVATION XII. — *Myopie et larmoiement*

$$OD = 6 \text{ dioptries à } 90°$$
$$OG = 6 \text{ dioptries à } 90'$$

OBSERVATION XIII. — *Amblyopie. Ulcère simple* OD

On constate un petit ulcère sur la cornée, au devant de la pupille.

OD = astigmatisme irrégulier non mesurable V = 1/12
OG = 0 dioptrie

OBSERVATION XIV. — *Conjonctivite et blépharite glandulo-ciliaire* ODG

OD = 1 dioptrie   V = 1
OG = 1 dioptrie   V = 1

A. JOLY.

3

OBSERVATION XV. — *Blépharite glandulo-ciliaire OD.G.*

X... voit les lettres déformées, mais peut lire.

$$OD = 3 \text{ dioptries}$$
$$OG = 4 \text{ dioptries}$$

OBSERVATION XVI. — *Conjonctivite et chalazion double* *OD.G.*

$$OD = 3 \text{ dioptries}$$
$$OG = 2 \text{ dioptries}$$

OBSERVATION XVII. — *Dacryocystite OD.G.*

$$OD = 2 \text{ dioptries}$$
$$OG = 1,5 \text{ dioptrie}$$

OBSERVATION XVIII. — *Leucôme*

X... présente sur l'OG une tache leucomateuse.
Cette tache produit sur l'OG un astigmatisme irrégulier, énorme.

OBSERVATION XIX. — *Leucôme cicatriciel* OG

X... présente un leucôme cicatriciel de l'OG. Sur cet œil on observe une légère conjonctivite et du larmoiement.

OD = 0 dioptrie
OG = 8 dioptries astigmatisme irrégulier

OBSERVATION XX. — *Ancienne conjonctivite.*
Amblyopie. Ulcère de la cornée.

Jobert Vincent, 20 ans. Le malade a eu une conjonctivite il y a 9 ans.

Réformé pour amblyopie. Actuellement vue faible de l'OD ; cet œil se fatigue à la lumière plus vite que l'OG.

Sur la cornée OD un petit ulcère au devant de la pupille.

OD = 1 dioptrie, astigmatisme irrégulier.
OG = Rien

OBSERVATION XXI — *Amblyopie fonctionnelle*
par anémie

Provence Virginie, 17 ans, ouvrière en soie.
Début des troubles visuels il y a un an ; apparition d'une tache sur la cornée de l'œil droit. Spasmes des paupières sous forme de tics du côté droit ; mouches volantes. Le

travail, le soir, à la lumière, fatigue particulièrement l'OD. Un peu d'injection de la conjonctive palpébrale.

OD = 2 dioptries, astigmatisme un peu irrégulier
OG = 1 dioptrie

OBSERVATION XXII. — *Néphélion. Ancienne kératite phlycténulaire*

OD = 1 dioptrie à 10' sur l'horizon
OG = 0 dioptrie

OBSERVATION XXIII. — *Leucôme. Distichiasis. Synéchie antérieure*

Breton Jules, 20 ans, coiffeur.

Ancienne rougeole; à ce moment, douleurs vives et rougeur intense de l'OG. Sur cet œil, kératite dont on voit encore les traces. On observe de plus, actuellement, du distichiasis des cils supérieurs OG et un leucôme adhérent à la partie interne. En outre synéchie antérieure.

OD = Astigmatisme un peu irrégulier 1 dioptrie V = 1/2
OG = Astigmatisme irrég. difficilement mesurable
de 6 dioptries   V = 1/10

OBSERVATION XXVI. — *Kératite phlycténulaire. OD. Synéchie antérieure au niveau d'une tache blanchâtre de l'OG.*

OD = 0 dioptrie   V = 2/3
OG = Astigmatisme irrégulier difficilement
mesurable = 3 dioptries   V = 1/6

OBSERVATION XXVII. — *Ulcère cornéen* OD. *Néphélion*

OD = Astigmatisme irrégulier non mesurable
OG = Atrophie

OBSERVATION XXVIII. — *Irido-kératite et conjonctivite*
OD

OD = Astigmatisme irrégulier,   V = 1/6
OG = 0 dioptrie   V = normale

OBSERVATION XXIX. — *Abcès de la cornée et Hypopion*

OG
OD = 1 dioptrie
OG = 3 dioptries

OBSERVATION XXX. — *Irido-choroïdite* OG *consécutive*
à la pénétration d'un corps étranger

Astigmatisme irrégulier non mesurable de l'OG

OBSERVATION XXXI. — *Sclérite. Tendance au staphy-*
lôme antérieur

OD = 0 dioptrie
OG = 3 dioptries

OBSERVATION XXXII. — *Kératite interstitielle syphilitique* OG

OD = 3 dioptries
OG = 2 dioptries

OBSERVATION XXXIII. — *Strabisme interne* OG

OD = 3 dioptries
OG = 2 dioptries

OBSERVATION XXXIV. — *Kératite phlycténulaire avec
catarrhe lacrymo-nasal*

OD = 1 dioptrie. Astigmatisme 175° sur l'horizon
OG = 0 dioptrie

OBSERVATION XXXV. — *Décollement rétinien, partie
supérieure de l'OG*

OD = 5 dioptries à 150°
OG = 1 dioptrie

OBSERVATION XXXVI. — *Kératite interstitielle et
ponctuée*

OD = Astigmatisme irrégulier non mesurable
OG =   Idem

OBSERVATION XXXVII. — *Cataracte traumatique et de plus cicatrice blanchâtre et persistante sur cornée traumatisée.*

OD = 0 dioptrie
OG = Astigmatisme irrégulier non mesurable

OBSERVATION XXXVIII. — *Eraillure de la cornée*

OD = Astigmatisme irrégulier non mesurable
OG = 0 dioptrie

OBSERVATION XXXIX. — *Iritis. Synéchie antérieure, dépoli cornéen OD*

OD = 6 dioptries à 40° sur l'horizon   V = presque nulle
OG = 0 dioptrie   V = normale

OBSERVATION XXXX. — *Trachôme, dépoli cornéen OG*

OD = 2 dioptries
OG = Astigmatisme irrégulier difficilement mesurable

OBSERVATION XXXXI. — *Irido-choroïdite double. Double pupille artificielle. Opacités de la cornée et tatouage des opacités.*

OD = 8 dioptries à 30°. Astigmatisme un peu irrégulier
OG = 5 dioptries sur l'horizon

OBSERVATION XXXXII. — *Phtisie OG. Myopie OD et stra-phylôme postérieur. Taie légère au centre de la cornée.*

OD = 1 dioptrie
OG =

OBSERVATION XXXXIII. — *Ancienne plaie de la cornée OG. Adhérence irienne. Straphylôme intercalaire OG*

OD = 0 dioptrie
OG = 4 dioptries à 30°

Après avoir énuméré, comme nous venons de le faire, sous forme d'observations, dont une bonne partie nous est personnelle, les différentes affections de l'œil et de la cornée en particulier, pouvant engendrer l'astigmatisme, nous devons ajouter quelques lignes pour compléter l'étiologie du vice de réfraction qui nous occupe, et qui résumeront à la fois les observations précédemment citées et nous permettront de mentionner quelques facteurs nouveaux de l'astigmatisme.

Nous avons vu, que parmi les maladies générales, la rougeole était une cause fréquente d'astigmatisme. La scrofule est la cause la plus ordinaire de l'astigmatisme, lié à une lésion cornéenne ; nous parlerons plus loin des kératites phlycténulaires. La syphilis doit être également mentionnée.

Mais, ce sont les maladies locales qui jouent le plus

grand rôle dans la génèse de ce vice de réfraction, et à ce point de vue, les kératites phlycténulaires d'origine scrofuleuse, les kératites interstitielles syphilitiques, toutes les plaies de la cornée de quelque nature qu'elles soient, tous les traumatismes de la cornée, sont les agents les plus fréquents de l'astigmatisme.

Citons encore la myopie, l'hypermétropie, le strabisme.

Enfin, comme nous l'avons vu plus haut, les maladies locales de l'œil, autres que celles de la cornée, peuvent directement ou indirectement être la cause de l'astigmatisme.

Pour être complet, nous dirons que l'astigmatisme idiopathique, c'est-à-dire qui survient brusquement sans cause encore bien déterminée, n'est pas rare.

Enfin, je ne fais que mentionner l'astigmatisme presque normal que l'on rencontre, je ne dis pas chez tout le monde, mais chez beaucoup de personnes, sans autre vice de réfraction de l'œil, et sans lésions de la cornée. Ayant examiné un assez grand nombre de mes camarades de l'École à l'ophthalmomètre de MM. Javal et Schiœtz, ainsi qu'avec l'instrument de M. le Dr Lenoir, j'ai pu constater quelquefois des yeux absolument exempts d'astigmatisme.

Nous avons pu observer de plus que, dans certains cas une ou deux dioptries d'astigmatisme, dans une cornée exempte de toute lésion, provoquaient chez certains sujets beaucoup de gène et des troubles très accentués; chez d'autres, deux ou quatre dioptries d'astigmatisme n'engendraient que des troubles insignifiants et si peu de gène, que les sujets ne s'étaient jamais plaint de leur vice de réfraction, lequel n'a été découvert que fortuitement, pour ainsi dire, quand nous les avons examinés à l'ophthalmomètre. Nous essayerons plus loin, d'expliquer ces faits en apparence paradoxaux, grâce à la théorie des rapports du cristallin et de la cornée au point de vue de l'astigmatisme.

Influence des professions. — Nous avons observé que les couturières, les brodeuses, les personnes enfin, occupées à des travaux fréquemment répétés et qui exigent une forte tension de l'accommodation, étaient très sujettes à l'astigmatisme.

Sexe. — Les hommes semblent être plus fréquemment astigmates que les femmes.

Age. — Les enfants sont plus sujets à ce vice de réfraction que les adultes.

Ajoutons que bien souvent l'astigmatisme d'un œil peut engendrer de l'astigmatisme dans l'autre; il y a là, un phénomène « d'astigmatisme sympathique » pourrions-nous dire, analogue à l'ophthalmie sympathique, mais se produisant, bien entendu, par un tout autre mécanisme.

Pour terminer, nous dirons un mot des formes de l'astigmatisme que l'on peut rencontrer dans les cas de lésions de la cornée.

L'astigmatisme que l'on peut observer dans ces conditions, peut être irrégulier ou régulier, et celui-ci, avec toutes ses formes : simple, composé, mixte. La détermination rigoureuse de l'astigmatisme, la mesure du nombre des dioptries, se font à l'aide d'instruments spéciaux (Ophthalmomètre de Lenoir, ophthalmomètre de Javal et Schiœtz, etc., etc.) pour la description et l'usage desquels nous renvoyons le lecteur aux traités de physique ; nous n'insisterons pas plus longtemps sur ce sujet.

Astigmatisme irrégulier. — Il est souvent le résultat de taies, de déformations partielles de la cornée. Il se reconnaît aux caractères suivants : le sujet a souffert d'affections de l'œil, souvent de kératites répétées ; il porte encore des taies sur la cornée. Son acuité visuelle est mauvaise, les objets lui semblent déformés, les lignes droites sont sinueuses, les lignes courbes irrégulières. Si l'on place le malade devant une fenêtre bien éclairée, l'image de cette fenêtre sur la cornée est déformée.

Astigmatisme régulier. — Les méridiens principaux présentent, l'un le maximum, l'autre le minimum de réfraction. Ils sont perpendiculaires ou peuvent être considérés comme tels. Habituellement, le méridien principal qui se rapproche de la verticale est plus réfringent. Les méridiens intermédiaires présentent, en général, une progression régulière de leur pouvoir réfringent. Un ensemble de lignes droites étant placées devant un œil astigmate, les lignes parallèles au méridien astigmate sont vues le plus nettement, les lignes perpendiculaires au méridien astigmate sont vues le plus confusément. La ligne la plus nette indique la direction, l'inclinaison de l'astigmatisme.

De ces considérations, découlent, et la déformation des objets, et l'inclinaison de la tête — que nous étudierons spécialement dans le chapitre consacré aux attitudes des astigmates — et l'inclinaison du livre, le clignement des yeux, etc., etc.

Ces deux formes d'astigmatisme, régulier et irrégulier

se rencontrent-elles dans les lésions de la cornée ? Ou bien n'en observe-t-on qu'une seule ?

A priori, on pourrait croire qu'une lésion du tissu cornéen doit entraîner forcément un astigmatisme irrégulier. L'observation prouve qu'il n'en est pas toujours ainsi. En effet, dans le cas de kératite parenchymateuse, le poli cornéen n'est quelquefois nullement altéré, et nous avons trouvé dans ces cas, des astigmatismes parfaitement réguliers. Bien plus, dans le cas de taies de la cornée consécutives à des kératites phlycténulaires, pour peu que ces taies ne siègent pas absolument au centre de la pupille, l'astigmatisme central de la cornée, le plus important à considérer au point de vue de la vision, a été trouvé très régulier, contrairement à ce qu'ont pu avancer certains auteurs, qui prétendent que l'astigmatisme dans ces conditions est toujours irrégulier. C'est qu'il faut bien s'entendre à ce sujet : sans doute, une très légère taie placée au voisinage du limbe cornéen, n'intéressant nullement la pupille même dilatée au maximum peut déformer *localement* — dans une étendue d'un demi-millimètre ou d'un millimètre — les méridiens de courbure sur lesquels elle se trouve placée, et localement, on observera un astigmatisme irrégulier. Mais que nous importe, au point de vue plus important de la vision nette, cet astigmatisme irrégulier *local*. Or, celui-ci n'empêche nullement l'astigmatisme du reste de la cornée d'être régulier ; je dirai même plus ; la taie légère, placée près du limbe cornéen n'entraîne pas forcément de l'astigmatisme dans le reste de la cornée, et principalement dans la partie centrale, la seule intéressante au point de vue fonctionnel. Du moins, c'est ce qui résulte de nombreuses observations prises par nous dans la plupart des cas de kératite.

Donc, dans le cas de lésions de la cornée, on peut observer tantôt l'astigmatisme régulier, tantôt l'astigmatisme irrégulier. La fréquence plus grande de l'un ou de l'autre de ces astigmatismes dépend du genre de kératite que l'on observe et de la situation et de l'étendue de l'opacité,

CHAPITRE IV

Observations relatives à l'astigmatisme cornéen consécutif aux lésions cornéennes (1)

La question que nous étudions, étant mise au point, grâce aux chapitres précédents, nous allons donner ici un résumé des observations relatives à l'astigmatisme de la cornée, observations qui nous sont toutes personnelles et qui toutes ont été prises dans le service de M. le professeur Gayet.

Mieux que toute dissertation, la lecture de ces observations ainsi que les résultats de nos mensurations et de nos examens à différentes époques, feront connaître les modifications de l'astigmatisme dans les différents cas observés, l'amélioration de celui-ci ou sa guérison définitive ; ce qui ne nous empêchera pas, d'ailleurs, de faire la synthèse de ces observations et de donner à la fin de notre travail des conclusions qui nous paraissent résulter de l'ensemble de nos recherches.

(1) Toutes ces observations nous sont personnelles.

OBSERVATION I. — *Ancienne plaie de la cornée OG.*
Adhérence irienne. Staphylome intercalaire. Leucôme.

C..., Jean-Baptiste, 13 ans, sans profession. Observé par
nous le 25 février 1892.

Il y a 3 ans, plaie de la cornée, produite par un clou OG.
Depuis, la vue a baissé peu à peu ; aujourd'hui, le malade
ne distingue même plus de près la forme des objets avec
l'œil gauche.

OD Normal.

OG Buphthalmie. Staphylome intercalaire en croissant
au-dessus du limbe cornéen. Leucôme linéaire horizontal de
3^{mm} au-dessous du pôle antérieur de l'œil, à peu près au
niveau de la pupille moyennement dilatée. Adhérence
irienne au niveau de la plaie cornéenne. Le malade penche
toujours la tête un peu à droite. Le malade est opéré le
5 mars : iridectomie supérieure.

Nos mensurations nous donnent les chiffres suivants :

10 mars 1892.   OD = 0 diopt. 5

              OG = 4 diopt. d'astig. à 30° sur l'hori-
                     zon (1).

22 mars 1892.   OD = 0 diopt. 5.

              OG = Astig. irrégulier non mensurable.

(1) Quand nous disons que l'astigmatisme fait avec l'horizon
un certain angle de N degrés, nous entendons par là que dans le
méridien situé a n' sur l'horizon et dans celui qui lui est perpendiculaire, l'astigmatisme, a été trouvé régulier. Dans les autres
méridiens, l'astigmatisme est alors irrégulier.

12 juin 1892.   OD = 0 diop.

OG = Astig. irrégulier non mensurable.

La tache leucomateuse persiste toujours.

OBSERVATION II. — *Iritis. Dépoli cornéen. Synéchie antérieure.*

B,,,, Marie-Joséphine, 18 ans, repasseuse.

En 1888, accidents glaucomateux, suite d'iritis de l'OD· On lui fait une pupille artificielle, suivie d'améliorations notables. En août 1891, l'OD devient rouge ; douleurs reparaissent dans l'œil, et de nouveau la vision s'affaiblit. Grâce à un traitement approprié, elle fut améliorée jusqu'à Noël 1891, époque à laquelle les douleurs et le larmoiement apparaissent de nouveau.

A l'examen, on observe une sclérotique injectée, un dépoli de toute la surface cornéenne, un exsudat blanc jaunâtre au point le plus déclive de la chambre antérieure. L'iris est repoussé en avant (synéchie antérieure); l'ouverture pupillaire est petite, non dilatable par l'atropine.

Acuité visuelle.   OD = Presque nulle.

OG = Normale.

25 janvier 1892.   O.D. = Astig. de 6 diopt. avec un angle de 40' sur l'horizon.

OG = 0 diopt.

Le 8 mars est énucléée de l'OD.

10 mars 1892.   OD =

OG = 1 diopt. 5.

OBSERVATION III. — *Conjonctivite granuleuse Pannus.*

L..., Amélie, 22 ans, sans profession.

Depuis l'âge de 6 ans, poussées inflammatoires du côté des yeux. Actuellement, conjonctivite granuleuse OG. Dépoli cornéen dans le tiers supérieur et kératite panneuse. Larmoiement continuel.

OD Conjonctivité granuleuse peu prononcée.

6 avril 1892. OD = 2 diopt. astig. régul.

OG = Astig. irrégulier difficilement mensurable, 6 diopt. environ.

OD = 3 diop. astig. régul.

OG = astig. irrégulier difficilement mesurable, 6 diopt. environ.

OBSERVATION IV. — *Kératite parenchymateuse d'origine syphilitique.*

G..., Gabrielle, 31 ans, tisseuse.

Antécédents personnels : Syphilis, plusieurs fausses couches.

Depuis 3 ans diminution de la vision, surtout OG, avec douleurs frontales vives OG; un peu d'hypertension. Sur la cornée, taches blanches en traînées irrégulières. La pupille gauche est un peu paresseuse.

3 février 1892. OD = 7 diopt. d'astig. régulier.
OG = Astig. irrégulier non mensurable.

Traitement : Iodure de potassium.

A. JOLY.

5

6 mai 1892 OD = 0 dioptrie.

OG = 4 diopt. astig. un peu irrégulier,
10° vers l'horizon.

OBSERVATION V. — *Kératite parenchymateuse d'origine syphlitique.*

P..., François-Auguste, 31 ans, serrurier.
Syphilis en 1880, actuellement kératite parenchymateuse syphilitique OD, tache à la partie inférieure de la pupille.

24 février 1892. OD = Astig. irrégul., difficilement mensurable.

OG = 0 diopt. astig.

12 juin 1892. — OD = 0 diopt. astig.

OG = Un peu d'astig. irrégulier, 2 diopt 5 à 10°.

OBSERVATION VI. — *Ulcère de la cornée. Hypopion.*

G..., Valentin, 35 ans, tonnelier.
Il y a 3 ans, ulcère sur l'OG. Guérison de l'ulcère, mais il reste un leucôme. Il y a un mois, conjonctivite intense OG, douleurs oculaires très vives. Actuellement, cornée exulcérée à son centre. C'est un ulcère en coup d'ongle. Léger hypopion dans la chambre antérieure.

13 juin 1892. — OD = 0 diopt. astig.

OG = Astig. irrégulier difficilement mensurable.

Traitement local : pommade au précipité jaune.

12 juin 1892. — OD = 1 diopt. 5 astig.

OG = Astig. irrégulier. Difficilement
mensurable. Tache persiste.

OBSERVATION VII. — *Kératite phlycténulaire.*

B..., Aimé, 13 ans, sans profession.
A l'âge de 3 ans, kératite phlycténulaire OD.
Traitement : pommade jaune et poudre de calomel. Guérison complète.
A l'âge de 12 ans, kératite phlycténulaire OG ; actuellement, cette kératite semble à peu près guérie, grâce à la
pommade jaune. Sur l'OG, vers la commissure externe des
paupières on remarque une espèce de membrane nictitante.

4 décembre 1891. — OD = 0 diopt. astig.

OG = 1 diopt. astig. régulier.

Traitement : pommade jaune.

18 décembre 1891. — OD = 0 diopt. astig.
OG = 0 diopt. astig.

12 juin 1892. — OD = 0 diopt. astig.
— OG = 0 diopt. astig.

OBSERVATION VIII. — *Kératite phlycténulaire*

D... Eugénie, 4 ans.
Dans les premiers mois de 1891, coqueluche, variole et
rougeole. Pendant la rougeole, l'OD devient rouge. Quelque

temps après la guérison de la rougeole, il se forme sur la cornée OD une tâche blanchâtre : de plus photophobie, larmoiement.

Il y a un mois scarlatine.

Actuellement tache blanchâtre sur la cornée de l'OD. Cette tache est allongée ; elle a un demi centimètre de long et un millimètre de large finissant ou commençant au centre de la pupille. L'enfant penche légèrement la tête du côté droit.

9 décembre 1891 · OD = 1 diopt. ast. rég. à 10ᵉ sur l'horizon
OG = 0 diopt. astig.
Traitement : pommade jaune, calomel.

18 décembre 1891 OD = 0 diopt. astig.
OG = 0 diopt. astig.
L'enfant regarde bien en face, la tête est directe.

29 janvier 1892 OD = 1,5 diopt. astig.
OG = 0 diopt. astig.
L'enfant penche légèrement la tête à droite.

19 février 1892 OD = 0 diopt. astig.
OG = 0 diopt. astig.
Tête directe.

14 mai 1892 OD = 0 diopt. astig. tache persiste, mais tend à disparaître.
OG = 0 diopt. astig.
Tête inclinée à droite.

20 juin 1892 OD = 0 diopt. astig. tache persiste, mais tend de plus en plus à disparaître.
OG = 0 diopt. astig.
La malade ne penche plus la tête ; celle-ci est absolument directe.

OBSERVATION IX. — *Leucôme*

J... Joanny, 17 ans; cultivateur.

Il y a un an, sans grandes douleurs, ulcère central de la cornée OG.

Actuellement, large leucôme sur la cornée de l'OG.

13 février 1892 OD = 0 diopt. astig.

OG = astig. irrégulier à 40° environ sur l'horizon, impossible à mesurer.

Traitement : atropine.

24 février 1892 OD = 0 diopt. astig.

OG = 4 diopt. astig. irrégulier à 45° sur l'hor.

Traitement : injections de pilocarpine.

10 mars 1892 OD = 0,5 diopt. ast. régul. horizontal
OG = 3 diopt. ast. irrégulier à 45° sur l'horizon.

22 mars 1892 OD = 1 diopt. astig. régul. horizontal
OG = 5 diopt. astig. irrégulier difficilement mesurable à 45° sur l'horizon.

OBSERVATION X. — *Kératite double phlycténulaire*

A l'âge de deux ans double kératite phlycténulaire. Traitement : pommade au précipité jaune, amélioration de la lésion.

Dix ans après, les lésions s'étant de nouveau développé sur les deux yeux d'une façon très intense, le malade entre à l'Hôtel-Dieu.

On observe une kératite double phlycténulaire. Le malade incline fortement la tête à gauche pour regarder les objets.

3 janvier 1892 OD = astig. irrégulier non mensurable
OG =   »   »

Traitement : pommade jaune, calomel.

25 janvier 1892 OD = astig. irrégul. de **5** diopt. 45° sur l'horizon.

OG = astig. irrégulier non mensurable.

1ᵉʳ février 1892 OD = **4** diopt. astig. très peu irrégul. à à 30° sur l'horizon.

OG = **3** diopt. ast. irrég. à **20°** sur l'horiz.

A cette époque, le malade penche beaucoup moins la tête à gauche.

Les opacités de la cornée ont presque entièrement disparu.

OBSERVATION XI. — *Kératite phlycténulaire.*

Antécédents personnels scrofuleux. Il y a trois mois kératite phlycténulaire sur l'OG. Traitement : pommade jaune, sirop de raifort iodé. Depuis quinze jours, guérison complète de la kératite : on n'aperçoit plus aucune lésion sur la cornée, qui est parfaitement polie.

Il y a deux mois, kératite phlycténulaire OD. Actuellement, tache blanche sur la cornée.

L'enfant penche la tête légèrement à droite.

14 décembre 1891 OD = astig. irrégulier non mensurable.
OG = astig. régul. **2** dioptries.

Traitement : pommade jaune.

11 janvier 1892 OD = astig. irrégul. tache persiste sur la cornée.

OG = astig. régul. **1** dioptrie.

OBSERVATION XII. — *Abcès de la cornée.*

B... Jean, 47 ans, cantonnier.

Il y a huit jours, éclat de pierre dans l'OD. Cinq jours après, vision complètement abolie. Depuis, violentes céphalalgies, insomnie. On constate une excavation centrale de la cornée droite et des exsudats blanchâtres dans l'épaisseur de cette membrane. Synechie antérieure. Vision de l'OD est nulle.

13 février 1892.   OD = astig. irrégulier non mesurable.

  OG = 0 dioptrie d'astigmatisme.

1er mars 1892. — Mêmes mensurations que le 13 février.

OBSERVATION XIII. — *Kératite OD. Catarrhe lacrymo nasal*

B... Auguste, 6 ans.

Antécédents personnels scrofuleux. En août 1891 rougeole.

Un mois après, apparition d'une tache blanche sur la cornée de l'OD et tous les signes de la kératite. Actuellement kératite OD. Tache blanchâtre sur la cornée un peu au-dessus de la pupille. L'enfant penche légèrement la tête à gauche.

9 novembre 1891 OD = 1,5 diopt. astig. régul. — 5° sur
  l'horizon

  OG = 0 dioptrie.

Traitement : huile de foie de morue et pommade jaune.

27 janvier 1892 OD = 0 diopt. astig. Tache à peu près
  complètement disparue.

  OG = 0 dioptrie astigmatisme.

L'enfant ne penche plus la tête à gauche.

OBSERVATION XIV. — *Irido kératite* OD

M... Angèle, 17 ans, couturière.

Antécédents personnels scrofuleux. A 7 ans conjonctivite. Au mois de juillet 1891, la conjonctive de l'OD devient rouge ; le médecin à cette époque aurait parlé d'un abcès cornéen.

Actuellement, la conjonctive de l'OD et celle de l'OG sont rouges ; la rougeur de l'OD est cependant plus accusée que celle de l'OG.

Deux taches blanches à la partie inférieure et postérieure de la cornée OD. Iris de l'OD projeté en avant.

Douleurs intra-oculaires.

$$Acuité \quad OD = 1/6$$
$$OG = \text{normale.}$$

12 janvier 1892   OD = astig. irrégul. non mesurable.
                    OG = 0 diopt. astig.

Traitement : instillation d'atropine.

25 janvier 1892   OD = 3 dioptr. astig. régul.
                    OG = 0 diop. astig.

Le 9 février iridectomie double.

10 mai 1892   OD = 5 diopt. astig. régul.
                OG = 5 diopt. astig. régul. à 30° sur l'horizon.

29 mars 1892   OD = 4   diopt. astig. régul.
                 OG = 2,5 diopt. astig. régul, 18' sur l'horizon.

OBSERVATION XV. — *Kératite phlycténulaire.*

Synéchie antérieure

U... Marie, 19 ans. Sans profession.

En novembre 1891, kératite phlycténulaire OD. Depuis trois semaines, douleur autour de l'orbite OG. En même temps sur OD, apparition d'une phlyctène accompagnée de photophobie et de larmoiement. Puis, reprise des phénomènes à gauche.

Actuellement, forte injection de la conjonctive bulbaire à gauche.

Petite opacité nébuleuse au milieu de la cornée OD.

Larges opacités et vascularisation de la cornée OG. Synéchie antérieure, au niveau d'une des opacités de cette cornée.

Acuité visuelle   OD = 2/3

OG = 1/6

1" mars 1892   OD = 0 diopt. astig. à 15° vers l'horizon.

OG = astig. irrégulier difficilement mensurable.

Le 17 mars iridectomie inféro interne OG.

28 mars 1892   OD = 0 diopt. astig. à 10° sur l'horizon.

OG = astig. irrégul. difficilement mensurable, évalué cependant à 3 dioptries.

7 avril 1892   OD = 0 diopt. astig.

OG = 2 diopt. ast. rég. à 15° sur l'horizon.

A. JOLY.   6

OBSERVATION XVI. — *Néphélion. Myopie.*

H... 22 ans, étudiant en médecine.

A eu vers l'âge de trois ou quatre ans, une kératite probablement phlycténulaire ; celle-ci fut traitée par le calomel pendant quelques temps. Depuis, néphélion très léger, persistant sur la cornée OD.

> *21 mai 1892* OD = 1 diopt. astig. à 10° sur l'horizon.
>
> OG = 0 diopt. astig.

Le sujet présente une myopie de moyenne intensité ; cependant il accuse une gêne fonctionnelle assez considérable et que nous attribuons, après avoir éliminé toutes les autres causes, à l'astigmatisme très faible que présente l'OD. Le sujet se sent très soulagé quand on corrige cet astigmatisme avec un verre cylindrique approprié.

OBSERVATION XVII. — *Sclérite. Tendance au staphylome antérieur. Leucômes.*

A douze ans conjonctivité ; pas d'antécédents scrofuleux. Il y a cinq mois, l'OG devient rouge ; la malade n'en continue pas moins son travail ; depuis deux mois, larmoiement dès que la malade s'applique à un travail de couture. OG douloureux à la pression.

Actuellement, injection de la conjonctive bulbaire, cercle vasculaire périkératique. Sur la cornée OG, deux leucômes, l'un petit dans la partie inférieure de la cornée, l'autre plus étendu en haut et en dehors.

22 décembre 1891 OD = 0 diopt. astig.

OG = ast. irrég. difficilem. mensurable

Le 12 janvier 1892 iridectomie OG en haut et un peu en dedans.
Pommade jaune.

18 février 1892 OD = 0 diopt. astig.

OG = 3 diopt. astig.

OBSERVATION XVIII. — *Cataracte traumatique.*
Cicatrice blanchâtre sur la cornée.

C... Laurent, 41 ans, employé au chemin de fer.
Il y a quatre jours, le malade reçoit un éclat de tôle dans l'OG. Immédiatement, perte de la vision; écoulement de quelques gouttes de sang par la plaie cornéenne; pendant trois jours, douleurs vives, un peu diminuées aujourd'hui.
On observe au centre de la cornée OG une tache blanche qui est la cicatrice de la plaie cornéenne. L'iris OG est repoussé en avant; la pupille est irrégulière. Le cristallin est opacifié et gonflé.

10 février 1892 OD = 0 diopt. astig.

OG = astig. irrégul. non mensurable

Traitement : instillations d'atropine.

24 février 1892 OD = 0 diopt. astig.

OG = astig. commence à devenir régulier
et mensurable (environ 4 diopt.),

OBSERVATION XIX. — *Kératite panneuse syphilitique* OG.

C..., 20 ans, garçon de café.

Il y a 10 jours, apparition d'un brouillard léger sur la cornée OG ; le dépoli cornéen s'accentue de plus en plus. En outre, photophobie. Vision diminue : objets vus comme à travers un brouillard. Pas de syphilis acquise. Dents crénelées à la Hutchinson ; il y a un an, rhumatisme.

Actuellement, kératite interstitielle diffuse, opacités de la cornée OG, pannus.

9 juin 1892 OD = O diopt. astig.

OG = astig. irrégul. non mensurable.

Le malade penche assez fortement la tête à gauche.

Traitement : atropine. Iodure de potassium. Pommade jaune.

15 juin 1892 OD = 1 diopt. astig. régul.

OG = astig. irrégul. non mensurable évalué à 3 diopt.

6 juillet 1892 OD = 2 diopt. astig. régul.

OG = astig. irrégul. non mensurable évalué à 1 diopt.

Le malade est encore en traitement.

Néanmoins, on peut remarquer qu'au fur et à mesure que l'astigmatisme irrégulier de l'OG semble diminuer quant au nombre de dioptries, l'OD devient peu à peu astigmate. Est-ce là seulement un état transitoire ? Des observations analogues nous permettent de le croire ; car, en général, les kératites syphilitiques guérissent très bien sans laisser trace d'astigmatisme.

OBSERVATION XX. — *Kératite parenchymateuse syphilitique (?) double.*

Ch. A..., 24 ans.

Fièvre typhoïde vers 12 ans. Quelque temps après, rhumatisme articulaire. Déclare n'avoir jamais eu la syphilis. Pas de signes nets de syphilis héréditaire ; trois grossesses ; la malade a accouché à terme de trois enfants, dont deux actuellement vivants ; l'aînée morte de diphtérie. Est actuellement enceinte de 8 mois pour la quatrième fois.

Il y a 9 mois, kératite OD ; 6 mois après, kératite OG. Entrée à l'hôpital il y a un mois, pour se faire soigner les yeux. On constate une kératite double parenchymateuse : larges opacités blanchâtres sur les deux cornées, la cornée OG semble moins atteinte que la cornée OD, il est impossible de distinguer la pupille et l'iris. La malade distingue à peine le jour.

15 juin 1892   OD = astig. très irrégul. difficile à mesurer mais évalué à 6 dioptries.

OG = astig. irrégul. 3 dioptries.

Traitement : injections sous-cutanées de sublimé.

6 juillet 1892   OD = astig. irrégul., difficile à mesurer mais évalué à 4 dioptries.

OG = astig. tend à devenir régulier, peut être évalué à 2 dioptries.

La malade est encore en traitement dans le service de M. le professeur Gayet.

Un coup d'œil jeté sur les dessins très schématiques que nous donnons à la suite de ces observations, permettra au lecteur de se rendre un compte, relativement exact, de la situation des lésions dans les différents cas que nous avons observés ainsi que de leur étendue.

CHAPITRE XI

Pathogénie

Comment se produit l'astigmatisme de la cornée ?

Il faut savoir, tout d'abord, qu'il existe souvent un astigmatisme congénital que présentent la plupart des yeux et qu'on peut appeler normal. La cornée, en effet, n'est pas une surface absolument sphérique et ses différents méridiens ont des couleurs différentes. Les méridiens dont le maximum de courbure présente la différence la plus considérable sont, en général, le méridien horizontal et le méridien vertical. La différence entre ces deux méridiens diffère avec les individus et on peut observer un astigmatisme congénital, nullement gênant au point de vue fonctionnel, de 1 et même de 2 dioptries. L'astigmatisme cornéen peut encore être engendré selon certains auteurs par la pression exercée par les paupières, par exemple dans un blépharospasme intense. Signalons simplement l'astigmatisme de la cornée consécutif à l'opération de la cataracte et qui se corrige, jusqu'à un

certain point, avec le temps. Sans insister plus longtemps
sur ce genre d'astigmatisme qui est produit par la différence de courbure des différents méridiens de la cornée,
sans qu'on puisse trouver d'autres anomalies, soit dans le
cristallin, soit dans le muscle ciliaire, soit dans les
milieux de l'œil, nous parlerons d'un autre genre d'astigmatisme cornéen produit de; la façon suivante :
supposez le cristallin devenant peu à peu fortement
astigmate et la cornée, intacte, saine. L'astigmatisme
cristallinien va devenir très gênant pour la vision ; or la
nature pour neutraliser cet astigmatisme gênant et pour
le corriger se sert d'un moyen très commode : dans le
même plan où se trouve le méridien cristallinien qui
vient de se courber plus ou moins, on voit la cornée se
courber plus ou moins elle aussi, et de cette façon,
les conditions de vision pour l'œil sont identiques. Le
cristallin et la cornée peuvent ainsi corriger mutuel-
lement leur astigmatisme.

« Donders, en 1864, a formulé cette observation, en
disant qu'avec un haut degré d'asymétrie de la cornée, il
existe aussi une asymétrie du cristallin, qui agit dans
une direction telle que l'astigmatisme total de l'œil est
presque toujours inférieur à celui de la cornée (1).

Cet astigmatisme cristallin, inverse de cornéen, est le
plus souvent un astigmatisme qu'on pourrait appeler
actif ou dynamique. Il est dû à une contraction inégale
du muscle ciliaire, qui fait bomber le cristallin plus dans

(1) Donders, *On the Anomalies of Accomodation and Refraction*
1864, p. 492 de l'édition anglaise.

un sens que dans l'autre, et dans l'intérêt précisément de la correction d'un astigmatisme cornéen (1). »

Un autre mécanisme de l'astigmatisme est le suivant : sur une cornée intacte se produit peu à peu une petite élevure — celle de la kératite phlycténulaire, par exemple, — qui s'accroît progressivement et qui finit par s'ulcérer. Il se produira fatalement, dans ce cas, une modification dans les différents méridiens de courbure de la cornée, touchés par la lésion ; d'où astigmatisme, en général, irrégulier. « Chaque ulcère de la cornée, quelque superficiel qu'il soit, peut laisser une cicatrice qui altère, non seulement sa transparence, mais surtout l'égalité de sa surface. La lumière peut entrer à grands flots dans l'œil ; si elle n'est pas réunie en un foyer, la vision n'est pas nette. C'est là la cause pour laquelle une opacité à peine perceptible de la cornée trouble la vue quelquefois considérablement, et bien plus que l'occlusion presque totale de la pupille, pour peu que ce qui reste libre de cette dernière corresponde à une partie de l'appareil dioptrique dont les surfaces ont une courbure irrégulière.

Ainsi s'explique de même ce fait, je veux dire l'augmentation relativement petite de l'acuité visuelle qu'on obtient souvent par une iridectomie bien placée et bien exécutée, dans les cas de leucôme cornéen. En ne considérant que la transparence du secteur cornéen derrière lequel on a placé la pupille artificielle, on devrait s'attendre

(1) Dobrowolsky. *Ueber verschiedene Veränderungen des Astigmatismus unter dem Einflusse der Accomodation. Archiv. für Ophth.* XIX, III, p. 151, 1868.

à une acuité visuelle excellente. Mais, par malheur, cette partie de la cornée, entourée de cicatrices, a subi la traction et l'altération du tissu que celles-ci entraînent, et elle y a perdu entièrement la régularité de sa forme. Les images rétiniennes produites par les rayons qui l'ont traversée sont absolument difformes et peu propres à donner une bonne acuité visuelle », (de Wecker et Landolt.)

Etudions maintenant une autre théorie assez originale mais à laquelle nous ferons bien des restrictions, nous voulons parler de la théorie de M. Martin, de Bordeaux. M. Martin fait jouer un grand rôle au muscle ciliaire dans la production de l'astigmatisme cornéen. Quand le muscle ciliaire se contracte régulièrement, il n'y aurait pas d'astigmatisme, et M. Martin invoque à ce sujet la guérison, dans certains cas, de l'astigmatisme, par l'atropine qui agirait en paralysant le muscle ciliaire, ce qui permettrait à ce dernier de se contracter régulièrement et peu à peu dans la suite.

Que si le muscle ciliaire vient à se contracter d'une manière irrégulière, il se produirait alors de l'astigmatisme cornéen. Mais, d'après M. Martin, là ne s'arrêtent pas les effets produits par les contractions irrégulières du muscle ciliaire ; celles-ci, en effet, engendreraient des troubles de la nutrition de la cornée : d'où kératite phlycténulaire, par exemple.

En résumé, les contractions astigmatiques du ciliaire, produiraient, d'après cet auteur, d'abord l'astigmatisme cornéen et ensuite la kératite. Nous discuterons tout à l'heure cette théorie.

M. Lagrange, de Bordeaux, fait également jouer un

rôle assez grand aux contractions du ciliaire, mais il ne va pas aussi loin que M. Martin dans cette voie au point de vue des conséquences cornéennes. « A vrai dire, écrit M. Lagrange, il est difficile d'expliquer et de comprendre comment les contractions partielles du ciliaire peuvent gêner la nutrition de la cornée ; mais il est certain que l'inflammation de cette membrane exige, pour guérir, le repos complet de l'accommodation, et que les efforts du muscle ciliaire lui sont préjudiciables... Il devient ainsi logique d'admettre dans la kératite, l'influence de l'astigmatisme, qui, comme on sait, ne va pas sans des contractions partielles plus ou moins exagérées. Martin, *qui n'a pas craint de pousser jusqu'aux dernières conséquences* ses idées sur les contractions astigmatiques du muscle ciliaire, rattache la kératite « dite scrofuleuse » à l'astigmatisme. Ici le vice de réfraction n'est sans doute qu'un facteur occasionnnel, et la gravité de la maladie incombe à la diathèse. »

Pour M. le professeur Gayet, ainsi que pour nous, nous n'admettons pas qu'on puisse attribuer au muscle ciliaire une grande importance dans la pathogénie des kératites, et l'astigmatisme qu'on observe dans celles-ci, serait plutôt consécutif à la lésion cornéenne qu'antérieure à cette lésion.

En somme, l'état de la question est le suivant : l'astigmatisme cornéen est-il cause de la kératite ou en est-il l'effet ? M. Martin est partisan de la première théorie, qui fait de l'astigmatisme cornéen la cause de la kératite ; nous nous rallions, pour notre part, à la théorie qui soutient que l'astigmatisme n'est qu'une conséquence de la kératite, et celapour les raisons suivantes :

Les kératites que l'on observe le plus souvent, sont les kératites parenchymateuses syphilitiques et les kératites phlycténulaires, ou encore les kératites consécutives à des maladies infectieuses. Il n'est pas nécessaire, dans ces conditions, — dans lesquelles l'affection oculaire dépend d'une diathèse ou d'une infection générale — qu'il y ait eu un astigmatisme cornéen antérieur produit par les contractions du ciliaire pour qu'une localisation se fasse dans la cornée; l'inflammation se produit sur cette membrane, comme elle se produit dans la scrofule par exemple, dans le nez, les oreilles, etc., etc.; de même pour la syphilis. Il y a donc là un rôle véritable joué par les colonies microbiennes dans la production de l'astigmatisme, et M. Martin semble n'en tenir aucun compte. De plus, les ulcérations cornéennes suffisent à elles seules à produire une déformation des différents méridiens de courbure de la cornée, et par conséquent à engendrer de l'astigmatisme; pourquoi compliquer la question en invoquant d'autres raisons peu vraisemblables?

Autre raison : si l'astigmatisme cornéen était antérieur à la lésion cornéenne, il faudrait admettre rationnellement qu'avant la kératite il a pu exister sur la cornée un astigmatisme quelquefois considérable — de 4 à 6 dioptries quelquefois — qui engendrerait à la fin la kératite. Or, un tel astigmatisme, aussi considérable, occasionne, en général, des troubles et une grande gêne fonctionnelle, et le malade serait venu faire soigner ses yeux avant d'avoir la kératite; or, quand les malades arrivent à la consultation, ils sont porteurs d'une kératite et ne se plaignent pas de troubles fonctionnels bien antérieurs à la kératite et trop gênants.

Enfin, c'est M. Lagrange qui l'écrit : « l'astigmatisme peut succéder à une ancienne affection de la cornée. Celle-ci, affaiblie par le processus inflammatoire, résiste inégalement à la tension normale de l'œil et cède sur certains points. Dans ce cas, dit l'auteur, l'astigmatisme est irrégulier, etc. » Le muscle ciliaire n'est donc pas toujours invoqué comme cause de la kératite, puisque l'auteur écrit qu'il peut succéder à une affection cornéenne ; il faut dire, d'ailleurs, qu'il fait cette restriction que, dans ce cas, l'astigmatisme est régulier.

Mais dans le cas de kératite phlycténulaire, même avec des taies de quelque étendue, l'astigmatisme n'est pas toujours forcément irrégulier, et dans bien des cas de kératite phycténulaire nous avons pu constater des astigtismes très réguliers.

Pour ce qui est de l'astigmatisme irrégulier, M. Lagrange devient plus explicite et ne cherche plus à faire jouer un rôle quelconque au ciliaire dans sa production : « Les causes de l'astigmatisme irrégulier, écrit-il, siègent d'habitude dans la cornée, qui peut devenir conique (keratocone), s'aplatir irrégulièrement ou se distendre sous l'influence d'une inflammation chronique ne lui permettant pas de résister également dans tous ses points à la pression intra-oculaire. »

Nous admettons aussi avec M. Lagrange, que les causes de l'astigmatisme irrégulier siégent dans la cornée, mais nous soutenons également que c'est dans la cornée, — dans le cas du moins où il y a une lésion cornéenne, — que se trouvent les causes de l'astigmatisme régulier.

En résumé, nous croyons fermement, avec raisons à l'appui, que l'astigmatisme, dans le cas de lésions de la cornée, est consécutif à la lésion cornéenne au lieu d'en être la cause. De là à dire que jamais les contractions astigmatiques du ciliaire n'engendrent l'astigmatisme cornéen, ce n'est pas notre pensée; ce que nous nions, c'est que les contractions partielles du ciliaire engendrent un astigmatisme cornéen qui amènera à sa suite une kératite phlycténulaire par exemple.

CHAPITRE XII

———

Des attitudes des astigmates

Physiologiquement, un individu qui regarde un objet se trouvant en face de lui, a la tête absolument directe; il n'y a pas de raison d'ailleurs pour qu'il la porte soit à gauche, soit à droite.

Il n'en est pas de même chez les astigmates. Chez ceux-ci, du reste, il faut distinguer deux cas :

A. *Astigmatisme régulier.* — La courbure de la cornée varie d'une façon continue quand on passe d'un méridien à l'autre; par suite, la vision n'est jamais distincte — puisque un point lumineux produit sur la rétine d'un astigmate une surface brillante et non un point — mais elle éprouve le minimum de netteté dans un méridien et le maximum dans le sens perpendiculaire.

Si le méridien de maximum de vision est horizontal, le sujet astigmate aura encore la tête directe, de même que le sujet dont l'œil serait absolument normal.

Mais si ce méridien au lieu d'être horizontal fait un certain angle avec l'horizon, pour que l'image soit vue avec toute la netteté possible, le sujet, par un artifice fort simple, inclinera légèrement la tête à gauche ou à droite, jusqu'à ce qu'il trouve, empiriquement, l'inclinaison qu'il doit donner à sa tête pour apercevoir les objets avec le plus de netteté. Regardez les ouvrières employées à de fins travaux de couture ou de broderie ; pour la plupart devenues astigmates en raison d'autres troubles oculaires déterminés par l'application continuelle de leurs yeux à des travaux délicats, elles cousent ou brodent en inclinant assez fortement la tête à gauche ou à droite. Notez bien que ces ouvrières ont un astigmatisme régulier et que je suppose qu'elles n'ont aucune taie de la cornée.

Les mêmes conditions — ou à peu près les mêmes, nous verrons bientôt pourquoi nous faisons cette restriction, — se retrouvent, dans le cas d'un sujet qui serait atteint, par exemple, de kératite parenchymateuse occasionnant un astigmatisme régulier.

B. *Astigmatisme irrégulier*. — Les méridiens de courbure de la cornée varient sans aucune régularité.

C'est alors, que d'une façon encore plus empirique que dans le cas d'astigmatisme régulier, le sujet astigmate irrégulier, va mettre en jeu toute son activité pour trouver — après combien d'efforts et avec quelle persévérance ! — le méridien de courbure qui pourra lui servir le mieux possible pour la vision. C'est dans ces cas que nous avons pu observer des attitudes vicieuses, non seulement de la tête, mais des contorsions de tout le corps, donnant une allure bizarre à tout l'individu ainsi qu'une démarche tout à fait originale.

Quelles sont les attitudes que l'on peut rencontrer chez les astigmates? Ceux-ci portent la tête tantôt à droite, tantôt à gauche, tantôt en arrière, tantôt en avant. Ces attitudes peuvent être combinées deux à deux, et certains sujets portent la tête à la fois inclinée et en avant.

D'ailleurs, rien n'est complexe comme ces attitudes et les facteurs qui leur donnent naissance sont des plus divers.

Ces attitudes, en effet, varient avec l'angle que forme le méridien de courbure considéré avec l'horizon, avec la position de la tache, qui peut être située au devant de la pupille ou hors de la pupille, avec les autres troubles de l'œil concomitants avec l'astigmatisme, et avec beaucoup d'autres causes probablement et qui nous sont encore inconnues.

Ces attitudes varient aussi suivant qu'un seul œil es astigmate ou les deux, et suivant que l'astigmatisme est plus ou moins gênant.

Mais, pourra-t-on objecter, ces attitudes que vous signalez chez les astigmates tiennent-elles bien à l'astigmatisme? Et est-il besoin de recourir à ce vice de réfraction pour les expliquer?

Par exemple, vous avez une taie sur la cornée, de deux millimètres carrés, je suppose, placée juste au centre de la pupille. Cette tache gênant la vision de par sa situation même, le sujet pour utiliser les endroits non opacifiés de la cornée et par où les rayons lumineux pourraient facilement arriver jusqu'à la rétine, inclinera sa tête de telle sorte qu'il puisse obtenir le maximum de vision possible.

Sans doute, il est des maladies, et précisément la kératite phlycténulaire est de ce nombre, où la situation de la tache blanche au devant de la pupille, ainsi que la photophobie — à laquelle il faut faire jouer un grand rôle également, — donnent au petit malade une attitude telle que l'on peut presque faire le diagnostic à distance sans avoir ouvert l'œil du sujet. Dans ce cas, l'attitude s'explique, dira-t-on, par la situation même de la tache et par la photophobie.

Mais précisément, d'autre part, c'est dans la kératite phlycténulaire des enfants que nous avons observé les astigmatismes les plus prononcés, et présentant des méridiens de courbure faisant avec l'horizon les angles les plus prononcés.

Pourquoi l'astigmatisme ne jouerait-il pas un certain rôle dans ces conditions dans la production des attitudes vicieuses?

De plus, voici des cas où l'influence de l'astigmatisme est incontestable et joue le rôle le plus important dans la pathogénie des attitudes des astigmates :

OBSERVATION I (1)

Le petit malade dont nous avons relaté l'observation (*Voir l'observation XIII*) présente à la partie tout à fait inférieure de la cornée OD une petite tache blanchâtre de deux millimètres carrés environ; cette tache est située au bas de la pupille, même moyennement dilatée.

L'enfant présente un astigmatisme régulier de 1,5 dioptrie

(1) Ces observations nous sont personnelles.

A. JOLY.   8

faisant un angle de 50° sur l'horizon (1). Il penche légèrement la tête à gauche. Trois mois après environ, grâce à un traitement approprié, l'OD présente O dioptrie astigmatisme; la tache a à peu près complètement disparu — mais pas tout à fait, — l'enfant ne penche plus du tout la tête; celle-ci est absolument directe.

L'enfant présentant fort peu de photophobie; la tache n'empêchant pas les rayons lumineux de se transmettre directement à la rétine à travers la pupille, on ne peut invoquer comme cause de l'attitude vicieuse première de l'enfant, que l'astigmatisme et rien que l'astigmatisme.

OBSERVATION II. — (*Voir l'observation X*).

La malade présente sur la cornée OD une large tache blanchâtre, occupant tout le côté externe de la cornée et presque toute la pupille du même côté. Sur l'OG la tache occupe la moitié inférieure du côté externe de la cornée et le côté externe de la moitié inférieure de la cornée; elle empiète sur toute la moitié externe de la pupille.

La malade présente, à son entrée à l'Hôtel-Dieu :

$$OD = \text{ast. irrégul. non mesurable}$$
$$OG = \text{idem.}$$

La malade incline fortement la tête à gauche.

Quelque temps après, la malade quitte le service, améliorée au point de vue de ses yeux, et inclinant beaucoup moins la tête à gauche, presque plus.

OBSERVATION III

M... Jacques, 9 ans. — Kératite traumatique, phlyctène consécutive.

(1) Nous comptons les angles de 0° à 180° en partant du bord interne de l'œil et en allant vers le bord externe.

L'enfant présente à la partie inférieure de la cornée OG une tache blanchâtre d'un millimètre carré, n'empiétant nullement sur la pupille :

14 décembre 1891 : OD = 0 diopt. ast.
OG = 1 diopt. ast. régul.

L'enfant penche fortement la tête à gauche.
Traitement : pommade jaune, atropine.

20 janvier 1892 : OD = 0 diopt. ast.
OG = 0 diopt. ast.

La tache a disparu.
L'enfant ne penche plus la tête à gauche; celle-ci est directe.

OBSERVATION IV. — (*Voir observation VIII*).

L'enfant présente sur la cornée de l'OD une tache blanchâtre décrite plus haut, empiétant sur la pupille; la tête est légèrement inclinée du côté droit. Chaque fois que l'OD présentait de l'astigmatisme, la tête était légèrement inclinée à droite; à la fin, c'est-à-dire le 20 juin 1892, nous ne constatons plus d'astigmatisme; la tache tend de plus en plus à disparaître et l'enfant a la tête absolument directe.

Comme on le voit par les observations précédentes, il est des cas où les attitudes vicieuses des malades atteints de lésion de la cornée, sont absolument causées par l'astigmatisme.

On a jusqu'ici attribué un rôle trop secondaire à ce vice de réfraction dans les attitudes des malades et nous nous faisons un devoir d'en montrer toute l'importance.

Est-ce à dire que nous trouverons toujours des attitudes vicieuses dans le cas d'astigmatisme cornéen, même quand le méridien de courbure fait un angle assez prononcé avec l'horizon ? Ce serait aller trop loin, et nous pourrions citer telles observations où des astigmatismes très prononcés n'ont occasionné aucune attitude vicieuse, même quand ces vices de réfraction s'accompagnaient de taies de la cornée placées juste devant la pupille.

En tout cas, il est très important de guérir le plus tôt possible ces attitudes vicieuses surtout chez les enfants. Car si l'on ne s'y prend pas à temps, elles peuvent occasionner, chez nos écoliers principalement, ou bien une attitude permanente de la tête ou même de tout le corps, ou engendrer à la longue du strabisme et même la scoliose.

M. le professeur Gayet, dans ses cliniques, nous a entretenu souvent de ces attitudes des astigmates. Elles servent souvent à diagnostiquer l'astigmatisme, et même, nous l'avons vu faire plaisamment un diagnostic d'astigmatisme bien rétrospectif, puisqu'il nous disait une fois, qu'Alexandre le Grand devait très probablement être astigmate, car Plutarque, dans ses *Vies des hommes illustres*, relate que le grand conquérant avait l'habitude de pencher naturellement la tête un peu de côté. —

Et maintenant se pose une question d'un certain intérêt : celle du diagnostic de l'astigmatisme d'avec les kératites phlycténulaires et d'avec le torticolis, d'après la seule attitude du malade.

Dans la kératite phlycténulaire, le diagnostic est assez délicat parce que l'astigmatisme est le complément presque obligatoire de la kératite. Mais on peut faire un diagnostic approximatif en se basant sur les données suivantes :

Dans la kératite phlycténulaire, l'attitude de l'enfant

tient surtout à la photophobie; l'enfant baisse la tête et la cache sur les épaules ou dans le sein de sa mère *pour éviter la lumière*; il met la main devant les yeux en visière quand il veut regarder. De plus, le larmoiement est continuel. Dans l'astigmatisme pur, le larmoiement est souvent nul; de plus, le malade prend une attitude telle, qu'il puisse faire pénétrer le plus de rayons lumineux possible sur sa rétine; loin d'éviter la lumière, *il la recherche*, et ne semble nullement la craindre. Il ouvre souvent les yeux le plus possible, et n'a pas le blépharospasme des enfants atteints de kératite phlycténulaire.

Pour ce qui est du torticolis, citons d'abord un passage de Peyrot (1) à propos du torticolis acquis : « A la suite de l'astigmatisme et après les paralysies des muscles de l'œil, il se produirait des contractures permanentes qui succéderaient à une contracture habituelle et longtemps prolongée des muscles. »

L'astigmatisme peut donc engendrer un torticolis permanent, à la longue, mais ceci est rare. Dans l'astigmatisme, quand les choses ne vont pas aussi loin, l'attitude vicieuse peut être corrigée immédiatement, en ordonnant au malade de mettre la tête directe, ce qu'il fait aussitôt. La tête de l'astigmate ne s'incline à gauche ou à droite que quand il n'y prête aucune attention, témoins les astigmates qui se promènent tranquillement dans la rue la tête légèrement inclinée et qui la redressent aussitôt si on vient à leur faire remarquer qu'ils n'ont pas la tête directe.

(1) Peyrot, *Manuel de Path. ext.*, p. 122.

Dans le cas de torticolis, le redressement de la tête est souvent impossible et en général très douloureux.

De plus, dans le torticolis véritable, il y a une lésion osseuse, musculaire, ou des articulations du cou, lésions que l'on peut facilement reconnaître.

Chez les astigmates, quand on aura constaté que le redressement de la tête peut se faire par le malade lui-même et qu'il lui suffit pour cela de le vouloir, on vérifiera le diagnostic en recherchant avec un instrument l'astigmatisme cornéen et l'angle que fait le méridien de courbure qui entraîne l'astigmatisme, avec l'horizon.

CHAPITRE XIII

Traitement de l'astigmatisme. — Pronostic. — Conclusions après discussions des observations.

Un vice de réfraction, tel que l'astigmatisme, amenant à sa suite des troubles tels ceux que nous avons signalés dans le chapitre précédent, mérite d'être diagnostiqué et d'être traité le plus tôt possible. Nous ne parlerons pas ici de la correction de l'astigmatisme régulier cornéen, sans lésion de cette membrane, correction qui se fait à l'aide de verres cylindriques. Signalons cependant à ce sujet toute l'importance de cette correction. Dès 1865, Javal écrivait : « certains cas, qui ne sont généralement pas considérés comme pathologiques, méritent néanmoins une détermination de verres cylindriques, ces verres ayant alors plutôt pour effet de reposer la vue que d'en augmenter l'acuité ». M. Lagrange insiste également sur ce point et dit que l'emploi de verres cylindriques, dans ces cas, préviendrait la myopie et le strabisme.

Sans insister plus longtemps sur cette correction de l'astigmatisme régulier, parlons du traitement de l'astigmatisme consécutif aux lésions cornéennes; nous disons traitement et non pas seulement correction, car dans ces cas de lésions cornéennes, l'astigmatisme, comme cela résulte de nos observations, peut être efficacement traité, et peut, comme nous le dirons dans nos conclusions, être tantôt amélioré, tantôt même complètement guéri.

Ce traitement diffère naturellement avec la nature de la lésion de la cornée. Dans les cas de kératites parenchymateuses syphilitiques, le traitement mercuriel et à l'iodure de potassium fait merveille. (Voir observation IV).

Si on a affaire à une kératite phlycténulaire, la pommade au précipité rouge :

Vaseline   15 grammes
Oxyde rouge de Hg porphyrisé   1   »

accomplit quelquefois des miracles. On se servira également, avec avantage des insufflations de calomel et des instillations d'atropine; l'œil sera recouvert d'un bandage.

Nous ne nous arrêterons pas plus longtemps au traitement des différentes lésions de la cornée; cela serait fastidieux pour le lecteur, et d'ailleurs ces différents traitements n'entrent pas dans le cadre du sujet que nous nous sommes proposé de traiter.

Disons pour terminer, que dans les cas de lésions cornéennes avec astigmatisme, on ne doit pas songer à corriger celui-ci avec des verres cylindriques; on l'améliorera ou on le guérira avec un traitement, soit local, soit général, suivant les cas.

Que l'on n'attende pas pour traiter l'astigmatisme; car

outre ses inconvénients présents, outre la gène fonctionnelle et les troubles qu'il peut occasionner, il peut amener dans la suite, tantôt des attitudes vicieuses, tantôt du strabisme, tantôt de la scoliose, tantôt enfin ce que M. Martin a appelé l'*amblyopie astigmatique*, lequel plus tard est incorrigible.

Traitez avec le plus de soin possible et le plus tôt possible l'astigmatisme, et vous soulagerez les infortunés de milliers de travailleurs (graveurs, dessinateurs, couturières, brodeuses, ouvriers d'imprimerie) qui, pour gagner leur vie sont obligés d'appliquer leur vue aux travaux les plus délicats et qui sont forcés quelquefois de s'arrêter, pour une misérable différence dans les méridiens de courbure de leur cornée !

Vous rendrez également service au pays, en envoyant à l'armée beaucoup de ces hommes qui ne sont réformés que parce que l'astigmatisme a amené chez eux une diminution de l'acuité visuelle. En effet, un astigmatisme qui abaisse l'acuité visuelle au dessous de 1/4 à droite et de 1/12 à gauche, confère l'exemption et la réforme.

Conclusions. — Après l'étude que nous venons de faire de l'astigmatisme consécutif aux lésions de la cornée, il s'agit de répondre à la question que nous nous sommes posée : cet astigmatisme s'améliore-t-il ? peut-il guérir ?

M. Imbert semble croire que la guérison est impossible; l'astigmatisme cornéen, dit-il, (1) est sensiblement constant, sauf pour les yeux opérés de cataracte, « chez lesquels il diminue et peut même disparaître complètement à mesure que s'opère la cicatrisation de la plaie. » Pour

______
(1) Thèse d'agrégation.

A. JOLY.

9

relever l'erreur de M. Imbert, et en même temps pour conclure, nous envisagerons les cinq cas suivants :

1° L'astigmatisme régulier peut-il être amélioré?

2° L'astigmatisme régulier peut-il être complètement guéri?

3° L'astigmatisme irrégulier peut-il s'améliorer sans cesser toutefois d'être irrégulier ?

4° L'astigmatisme d'irrégulier peut-il devenir régulier? Ce nouvel astigmatisme régulier pouvant toutefois mesurer un nombre de dioptries assez considérable?

5° L'astigmatisme irrégulier peut-il guérir complètement, sans laisser aucune trace sur la cornée?

Les différentes observations que nous avons mentionnées dans notre travail, vont répondre à ces diverses questions.

1° et 2°. — Que l'on se rapporte à l'observation VIII et l'on aura réponse à la seconde question. L'OD de notre petite malade, qui présentait le 9 décembre 1891, une dioptrie d'astigmatisme régulier, présente le 20 juin 1892 O dioptrie.

L'observation XIII donne un résultat analogue. Dans certains cas, l'astigmatisme régulier peut donc guérir complètement.

Nous ajouterons que ces observations permettent également de répondre à la première question ; car qui peut le plus peut le moins. Si un astigmatisme est capable de guérir absolument, il est *à fortiori* capable de s'améliorer. Avant la guérison on aurait pu observer l'amélioration.

3° Pour répondre à la question suivante :

L'astigmatisme irrégulier peut-il s'améliorer sans cesser toutefois d'être irrégulier ? nous invoquerons l'observation IX, où nous voyons que l'OD de notre malade sur lequel nous constations le 13 février 1892 un astigmatisme irrégulier impossible à mesurer, présente le 22 mars 1892 un astigmatisme irrégulier, un peu difficile à mesurer, mais auquel cependant on pouvait donner la valeur de cinq dioptries.

Se rapporter également aux observations IX et IV.

4° L'astigmatisme d'irrégulier peut-il devenir régulier, ce dernier pouvant présenter toutefois un nombre assez fort de dioptries ? L'observation XIV nous apprend que l'OD de notre malade, qui présentait le 13 janvier 1892 un astigmatisme irrégulier non mesurable, présente le 22 mars, un astigmatisme régulier de quatre dioptries.

5° L'observation V répond à la question de savoir si l'astigmatisme irrégulier peut guérir complètement, sans laisser aucune trace sur la cornée. En effet l'OD de notre malade, qui le 24 février 1892, présentait un astigmatisme irrégulier difficilement mesurable, présente 0 dioptrie le 12 juin 1892.

Nous venons aussi d'envisager les différentes questions que l'on pouvait se poser au point de vue du pronostic de l'astigmatisme, et nous avons démontré, pensons-nous, que, loin de rester constant, l'astigmatisme cornéen peut guérir grâce à un traitement approprié, ou tout au moins s'améliorer.

Pour être complet, disons en terminant, qu'il est des cas où l'astigmatisme s'améliore ou guérit complètement sur l'œil considéré, tandis que peu à peu l'autre œil, sain auparavant, devient sensiblement astigmate. Il se passe là un phénomène d'astigmatisme sympathique que nous n'avons pas encore eu le temps d'étudier à fond, dont nous ne connaissons pas le mécanisme, mais que nous tenons à signaler à la fin de cette étude.

CONCLUSIONS

Dans les cinq cas que nous avons distingués au point de vue du pronostic de l'astigmatisme consécutif aux lésions de la cornée, nons avons démontré successivement qué :

I. — L'astigmatisme régulier peut être amélioré.

II. — L'astigmatisme régulier peut être complètement guéri.

III. — L'astigmatisme irrégulier peut s'améliorer sans toutefois cesser de rester irrégulier.

IV. — L'astigmatisme irrégulier peut devenir régulier, ce nouvel astigmatisme pouvant toutefois mesurer un nombre de dioptries assez considérable.

V. — L'astigmatisme irrégulier peut disparaître complètement, sans qu'il reste sur la cornée aucune espèce d'astigmatisme. La cornée est redevenue parfaite au point de vue de la forme et de la fonction.

VI. — Enfin, nous avons pu observer, dans certains cas, un astigmatisme que nous avons appelé « sympathique », mais dont la pathogénie nous est encore inconnue.

BIBLIOGRAPHIE

A. IMBERT. — *De l'astigmatisme*. Thèse d'agrégation, Paris, 1883, J.-B. Baillière.

MEYER. — *Maladies des yeux*.

JAVAL. — *Bibliographie de l'astigmatisme*.

MASSON. — *Thèse sur l'astigmatisme*, Lyon, 1883.

LEROY. — *Archives d'ophthalmologie*. 1881.

RECLUS, KIRMISSON, PEYROT, BOUILLY. — *Manuel de pathologie externe*.

GAVARRET. — *Astigmatisme et ophthalmométrie*.

DOBROWOLSKY et JAVAL. — *De l'astigmatisme cristallinien*.

LAGRANGE. — *Leçons sur les anomalies de la réfraction et de l'accommodation*, Paris, Steinheil, 1890.

DE WECKER et LANDOLT. — *Traité complet d'ophtalmologie*. 1890.

Archives d'ophtalmologie.

Annales d'ophtalmologie.

TABLE DES MATIÈRES

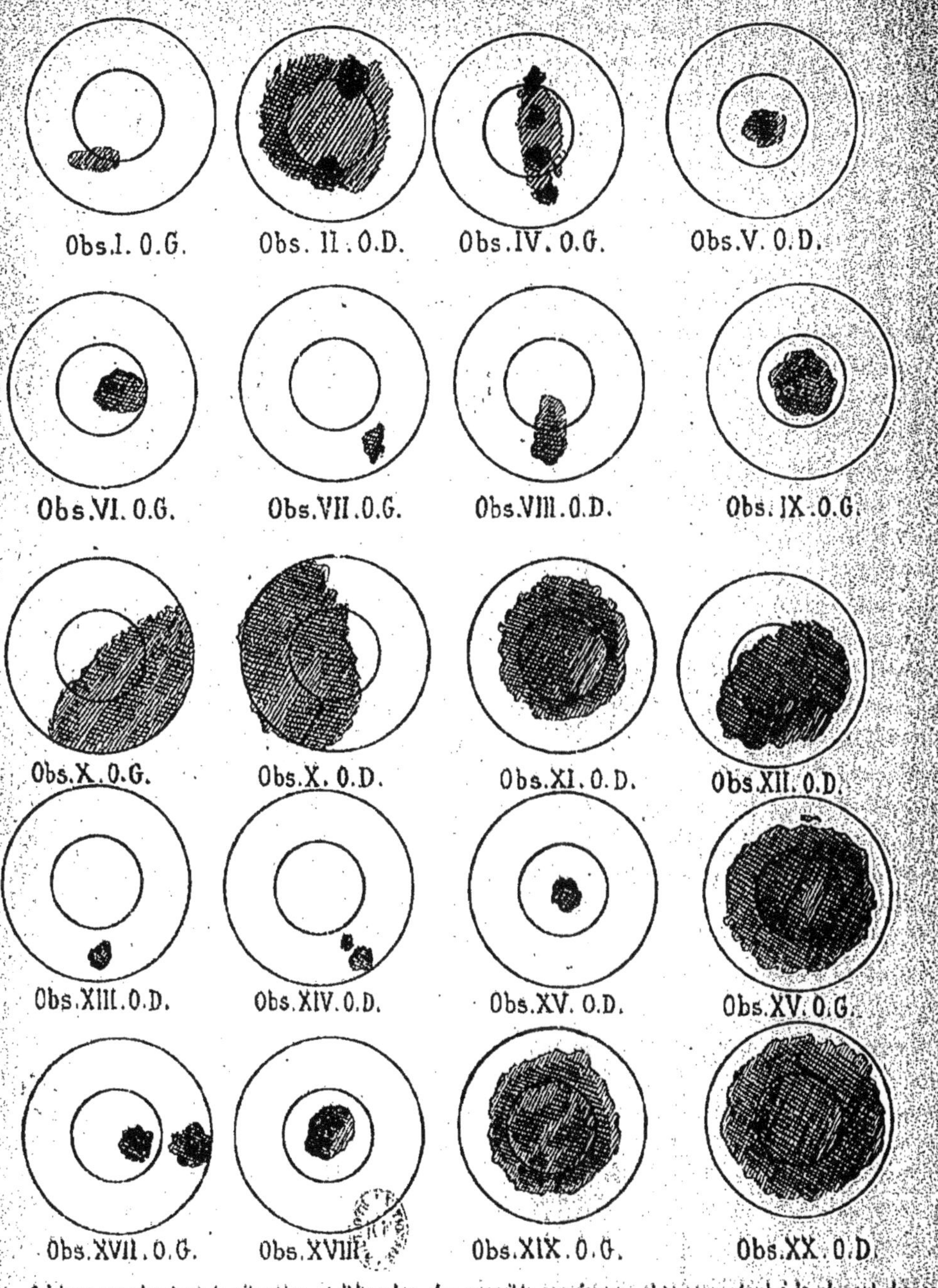

Schémas représentant la situation et l'étendue des opacités cornéennes, et se rapportant à la plupart des cas que nous avons publiés au Chapitre 4. Observations relatives à l'astigmatisme consécutif aux lésions de la Cornée.

www.ingramcontent.com/pod-product-compliance
Ingram Content Group UK Ltd.
Pitfield, Milton Keynes, MK11 3LW, UK
UKHW022344130726
13694UKWH00006B/1193